AS 7 FLORES DE LÓTUS

EXERCÍCIOS TIBETANOS PARA REJUVENESCIMENTO

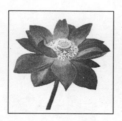

Susi Rieth

AS 7 FLORES DE LÓTUS

EXERCÍCIOS TIBETANOS PARA REJUVENESCIMENTO

Tradução:
ZILDA HUTCHINSON SCHILD SILVA

EDITORA PENSAMENTO
São Paulo

Título do original:
Die 7 Lotusblüten
Die Verjüngungsübungen vom Dach der Welt

Copyright © 1995 by Nymphenburger in der F.A. Herbig
Verlagsbuchhandlung GmbH, Munique.

Susi Rieth nasceu em Graz. Depois de um grave acidente de carro, entrou em contato com a yoga pela primeira vez. Por meio da yoga, e contra todas as suas expectativas, recuperou a capacidade motora. Renunciou ao seu trabalho como pintora de afrescos e artista gráfica para se formar professora de yoga.

Atualmente, Susi Rieth vive em Reith, Kitzbühel, onde tem uma escola de yoga. Antes de escrever este livro, ela testou os exercícios das "7 flores de lótus" com seus alunos durante um ano.

A Editora Nymphenburger publicou seu livro *Mit Yoga durchs Jahr* em 1987. Em 1990, publicou *Das Yoga Lexikon*, há tempos considerado uma obra básica para todos os que se interessam pela yoga. Em 1993, publicou *Harmonieübungen.*

Edição	Ano
1-2-3-4-5-6-7-8-9	97-98-99-00

**Direitos de tradução para o Brasil
adquiridos com exclusividade pela
EDITORA PENSAMENTO LTDA.**
Rua Dr. Mário Vicente, 374 – 04270-000 – São Paulo, SP – Fone: 272-1399
E-MAIL: pensamento@snet.com.br
http://www.pensamento-cultrix.com.br
que se reserva a propriedade literária desta tradução.

Impresso em nossas oficinas gráficas.

O destino me levará para onde eu possa ver o meu espírito.

Sumário

A força mística das 7 flores de lótus 9

No país do dragão adormecido 19

Os 7 centros de luz. 29

As 7 flores de lótus para a mulher 49

As 7 flores de lótus para o homem............. 81

Precauções que todos devem tomar quanto à saúde
— Posfácio do Dr. Gert Korisek............... 115

Recomendações em caso de doença 121

A força mística das 7 flores de lótus

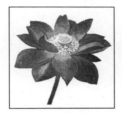

A circulação da vida

Quem não fica feliz quando pensa na variedade da vida? Essa alegria nada mais é do que a profunda ligação que temos com nosso ambiente visível e invisível. Entretanto, como é pequena a consciência que temos dessa unidade profunda com a felicidade inerente à natureza!

No entanto, cada um de nós ainda está ligado a essa tranqüilidade criativa e a essa força do amor por meio de uma espécie de "cordão umbilical" invisível.

Acredite no que ainda não existe para que isso se torne realidade.

Por trás do que os olhos vêem, é possível tomar consciência do projeto divino perfeito, que nos atrai, fascina e influencia irresistivelmente.

Essas vibrações, que entram pelos nossos poros, são forças cósmicas que existem desde os primórdios da vida. São o verdadeiro alimento do ser humano imortal, a energia contida na vida. Essa energia pode tornar-se visível pela ciência, e podemos senti-la; ela é a força mais reanimadora de todas as que passam pelo nosso corpo. Essa força viva é a yoga, ou seja, a união com tudo o que existe e que já foi criado.

Assim como uma fonte se transforma num pequeno córrego, aumenta e se muda num rio, para depois chegar ao mar, passando por altos e baixos, da mesma forma a vida se desenvolve.

Tal como uma árvore no prado, que traz no tronco as cicatrizes dos seus ferimentos, mas se enfeita de flores na primavera como se vestisse um traje nupcial, da mesma maneira a nossa vida começa.

No verão, a árvore está repleta de folhas verdes, e nos dá frutos doces e maduros de presente. Os pássaros fazem seus ninhos entre os galhos e as borboletas pousam ali para descansar.

E quando a árvore é acariciada pelo último vento quente do verão, suas folhas se tingem da cor dourada do sol, e é como se vestissem um traje magnífico.

No entanto, em certo momento, as flores do prado se inclinam para descansar. A árvore começa a desfolhar; as folhas flutuam suavemente até cair no chão, cobrindo as flores do prado como um manto.

Aprenda a usar melhor sua energia vital

E quando as estrelas do céu caem silenciosamente como flocos de neve, a árvore se alegra com o silêncio e a calma profundos, pois tem de juntar forças para os botões que vão se abrir outra vez na primavera seguinte. O círculo se fecha.

O mesmo se dá com os 7 exercícios de yoga, que simbolizam o crescimento da vida; o mesmo se dá com as 7 flores de lótus, que encerram em si o ciclo da vida.

A exemplo da árvore, que vive 300 anos ou mais graças a um uso perfeito da energia, os exercícios das 7 flores de lótus ajudarão os seres humanos a recuperar a energia vital mística que receberam ao nascer, usando-a para conservar a vida e manter-se jovens.

A respiração completa

O corpo humano é como o universo. Seus órgãos podem ser preservados e mantidos por meio dos exercícios das 7 flores de lótus. Contudo, os órgãos, que se movimentam na forma de estrelas e planetas no universo do corpo, têm de se ligar à pulsação da Criação por meio da respiração. A respiração correta, portanto, é a condição para que a prática dos exercícios das 7 flores de lótus traga a felicidade.

Respirar é viver.

Quando o ser humano dorme, em profunda união com o mundo espiritual, a natureza se serve da respiração completa. Esse tipo de respiração permite que, em pouco tempo, o corpo armazene uma grande quantidade de oxigênio e a use da melhor forma possível.

Como fazer uma respiração completa? Sente-se sobre um cobertor dobrado. Com os dedos médio e indicador da mão esquerda, pegue o pulso direito e sinta a pulsação: um, dois, três, quatro, cinco... um, dois, três, quatro, cinco. Fique assim durante algum tempo e sinta o ritmo. Em seguida, ponha ambas as mãos sobre os joelhos e comece a respirar tranqüilamente. Inspire e expire pelo nariz, contando mentalmente até cinco ao inspirar e ao expirar. A respiração deve fluir regular e ininterruptamente.

Ao inspirar, concentre-se no fato de o ar entrar pelas narinas, passar pela traquéia e chegar aos pulmões, enchendo-os de oxigênio puro. Imagine o oxigênio entrando nos pulmões. Se tiver alguma região do corpo com problemas físicos, imagine o ar concentrando-se nessa região.

A respiração rítmica completa é um "exercício de yoga". Não se deve tentar respirar dessa maneira o tempo todo. Mas a respiração normal é automaticamente melhorada por meio desse exercício. Você também respirará melhor à noite, quando estiver dormindo.

É interessante observar que os cultos tibetanos do corpo e da alma, assim como os indianos, dão grande importância à respiração. Nos antigos textos de yoga consta que "a vida é respiração". É do ar que o corpo tira a "energia vital".

Viver é respirar

Essa respiração profunda naturalmente proporciona um rico suprimento de oxigênio, mas isso não é tudo. Os biólogos, que trabalham com os assim chamados processos Kirlian (visibilidade da aura humana), constataram que a luminosidade da pele é maior quando os pulmões estão repletos de oxigênio puro graças à prática de exercícios de yoga. E obtém-se um efeito ainda mais impressionante com o ar ionizado (cujas partículas são eletricamente carregadas pelo intercâmbio de elétrons). Parece, pois, que os elétrons excedentes dos átomos de oxigênio fornecem o combustível para a energia do campo vital.

Muitas vezes as doenças são uma criação da pessoa

Se podemos controlar conscientemente determinados fenômenos, deve ser possível também exercer uma influência no sentido contrário. Isso de fato ocorre em muitas das perturbações psicossomáticas que encontramos a todo instante. Mais da metade de todos os males que afligem a humanidade têm sua origem no campo espiritual e mental. Até mesmo fraturas e acidentes podem ser devidos a causas psíquicas. Há pessoas que apresentam certa tendência real para sofrer acidentes em determinadas épocas.

Água — energia que cura

A respiração reanima os órgãos no cosmos do corpo — a água os conserva.

O consumo suficiente de água contribui para a combinação harmônica, como uma centelha que ajuda a estimular a entrada perfeita da energia vital do organismo.

Nosso corpo assemelha-se ao misterioso jardim colorido do fundo do mar. Cada órgão se abre como uma flor de lótus a fim de captar as substâncias vitais das brilhantes correntezas de água. Só a água pura e cristalina é bem-vinda ao corpo.

O belo e sensato hábito de beber 7 copos de água durante a captação de energia espiritual pela prática dos exercícios das 7 flores de lótus aumenta o efeito da cura sobre o metabolismo.

No Butão, centenas de cidades ribeirinhas testemunharam o profundo respeito pelo elemento água e pela energia de cura que lhe é inerente.

O profundo respeito pelo elemento água

Ali, as pessoas vivem junto à água, ao ar, ao fogo e à terra, em profunda harmonia. O corpo também é composto desses elementos, e é unido a eles por meio das 7 flores de lótus, que ficam na rede de nervos e na medula espinhal.

Assim, o ser humano se unifica com a força mística à medida que as flores de lótus vão se abrindo, uma depois da outra; a cada nova pétala que se abre, vão sendo revelados os segredos de determinado elemento.

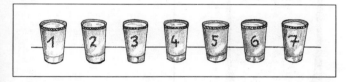

Beba 7 copos de água por dia

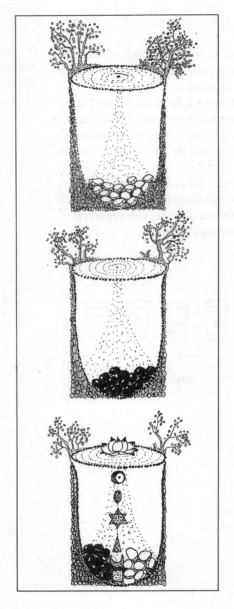

O mar da vida

O mar da vida

Os pensamentos, palavras e ações inspirados pela bondade são pedras preciosas que o ser humano joga no mar da sua vida.

Onde há amor, há luz

Cada pedra clara e translúcida faz ondas que se espalham e tocam as margens, voltando depois para o centro do mar da vida, de onde irradiam suas características inatas.

Os pensamentos, palavras e ações que se baseiam na inveja são pedras opacas que o ser humano arremessa no mar da sua vida.

Cada pedra opaca faz ondas que se espalham e tocam as margens, voltando depois para o centro do mar da vida, de onde irradiam suas características inatas.

Os exercícios das 7 flores de lótus restabelecem o equilíbrio harmônico, que foi perdido quando se juntaram mais pedras opacas do que pedras translúcidas no mar da vida.

Os exercícios das 7 flores de lótus restabelecem o equilíbrio harmônico

Os exercícios das 7 flores de lótus influenciam o corpo, da mesma forma que o corpo influencia o espírito.

Com o aumento cada vez maior da energia vital, a pessoa que pratica os exercícios evitará jogar pedras opacas no mar da sua vida.

No país do dragão adormecido

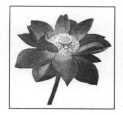

No país do dragão
adormecido

"As 7 flores de lótus" do Butão

Por certo, foi o destino que levou meus filhos, Susi e Werner, até o Teto do Mundo. Ou, por acaso, terá sido a saudade de um país que haviam visitado em espírito? A história toda parece um milagre. Por intermédio de um amigo que dava aulas aos jovens que queriam ser pilotos do rei do Butão, e que também era piloto pessoal do rei, meus filhos obtiveram permissão para morar com ele numa casa em Paro, onde lhe faziam companhia um urso do Himalaia, com filhotes, algumas tartarugas gigantes e pássaros raros. Obter essa permissão foi algo excepcional.

Durante essa época, com a permissão do rei, que lhes concedeu um de seus guias para acompanhá-los, eles visitaram diversos *Dzongos* (mosteiros), foram levados a locais sagrados e até puderam visitar uma criança sagrada.

"Vocês são os primeiros europeus a visitar determinados santuários. Muitos outros pediram inutilmente permissão ao rei para fazê-lo", disse Tanzing, o guia. Sim, foi uma experiência única e inesquecível. Eles ainda se sentem profundamente comovidos ao se lembrar da grande honra que lhes foi concedida.

Os primeiros europeus nos santuários do Butão

Meus filhos viveram o dia-a-dia dos habitantes do Butão, nas mesmas condições de simplicidade. Durante todo esse tempo, nunca viram, nem mesmo ao executar as tarefas mais simples, alguém levar a cabo um ato que não estivesse impregnado de um profundo sentimento religioso.

Durante os incontáveis passeios que fizeram por vales cortados por rios cristalinos e ladeados por montanhas de cinco mil metros de altura, aprenderam a manifestar e a sentir o maior respeito, seja pela menor das pedras, seja pelos mais belos budas de ouro ou pela árvore especial de porcelana com seus inúmeros deuses.

A cada dia que passava, eles se tornavam mais conscientes de que eram filhos amados da Criação.

A lei divina sempre se volta para o melhor, pois busca a perfeição

Quando os viajantes colocam uma pedrinha sobre outra, testemunham a profunda ligação que têm com a sua religião e com os deuses que cultuam. Bandeiras de oração, em que se lêem os desejos, drapejando ao vento no céu azul como fumaça branca, levam esses desejos até Deus. Moinhos de oração, pintados de vermelho com dragões dourados, que rodam pela força das mãos, irradiam harmonias que permeiam tudo, trazendo tranqüilidade. Pratos de porcelana banhados a ouro apresentam uma inscrição que é um mantra: *"Om Mani Padme Hum"* (ó Tu, jóia na flor de lótus!).

Não é fácil compreender a visão de vida dessas pessoas amigáveis, encantadoras, quase infantis, que, no entanto, nos superam na utilização da energia espiritual.

Certa vez, Susi e Werner encontraram um homem que estava sentado em sua propriedade, com um tambor de oração nas mãos. Profundamente concentrado em si mesmo, seu rosto tinha uma expressão de êxtase.

Admirados, perguntaram ao seu guia: "Está na hora de rezar?"

Toda vida é uma oração

Houve um momento de silêncio. "Toda vida é uma oração", ele respondeu.

Eles olharam para o guia com espanto, e o guia explicou:

"Esse homem reza no campo que lhe pertence pedindo uma boa colheita, pedindo que o seu trabalho dê bons frutos e que os deuses lhe abençoem a terra e a família."

"O que acontece quando a seca ou o gelo arruínam as colheitas?", continuaram eles interrogando.

O guia se deteve por uns instantes antes de responder: "Por que vocês se preocupam com essas bobagens, se elas estão sob a vontade dos deuses? Se for o destino dos camponeses perder a colheita, essa será a vontade dos deuses, que não pode ser mudada em nenhuma circunstância."

O objetivo é identificar-se com o amor e com a sabedoria da Criação

Ao dizer isso, ele sorriu, como se sorri para as crianças às quais se perdoam muitas coisas.

Com os grandes lamas (sacerdotes budistas tibetanos) e homens santos, eles aprenderam que as coisas mundanas, como as propriedades ou a beleza, são totalmente sem importância. O objetivo de vida de todos os santos, que passam quinze ou mais anos em minúsculas casinhas de meditação, nas quais não há proteção contra o frio, a umidade e o calor, é identificar-se com o amor e com a sabedoria infinitos da Criação.

O fato mais importante da viagem, que influenciaria a vida de todos nós, foi que Susi e Werner receberam a honra de poder ver uma pequena parte das escrituras sagradas. Elas estão reunidas em lugares sagrados e são protegidas por pessoas escolhidas e cuidadosamente vigiadas. Só as pessoas que comprovam ter a necessária humildade e respeito pelos lugares sagrados podem pisar nesses lugares acompanhadas por um dos guias do rei, e ainda assim com "uma permissão especial do rei do Butão".

Por intermédio do lama sagrado do rei, o guardião das escrituras sagradas recebeu a permissão de deixar que eles dessem uma espiadela nos livros que continham a profunda e milenar sabedoria do Butão.

E só depois de meses de trabalho com o guardião das escrituras sagradas é que eles puderam compreender parte daquela escrita muito antiga, que lhes foi pacientemente explicada e traduzida. O conteúdo desses textos, que são denominados de "as 7 flores de lótus", revela os exercícios das 7 flores de lótus e seu poder de curar.

"Aquele que tem o controle total"

Houve outro fato que nos permitiu descobrir uma sabedoria que sempre esteve oculta aos ocidentais.

Durante um vôo para a Índia, uma violenta tempestade obrigou Susi e Werner a fazer uma escala forçada em Lucknow. O co-piloto hindu, Rasheed, nos chamou a atenção para um ponto abaixo, no centro de um planalto seco e pedregoso.

Da cabine de comando do avião, Susi olhou para fora, enquanto ouvia Rasheed lhe contar que fora lá embaixo que o grande yogue Swami Dhirendra Bramachari vivera muitos anos numa caverna subterrânea praticando o controle da respiração (exercício de pranayama), até alcançar a etapa mais elevada da yoga.

Enquanto ouvia atentamente as explicações de Rasheed, Susi olhava para baixo na direção do pequeno ponto, querendo com todas as suas forças conhecer pessoalmente Swami Dhirendra Bramachari, esse grande yogue vivo (a tradução de Dhirendra Bramachari é "aquele que tem total controle sobre todos os seus sentidos e sentimentos").

Espontaneamente, Susi perguntou a Rasheed: "Você acha que é possível fazer uma visita a Swami Dhirendra Bramachari?"

Rasheed olhou surpreso para ela. "Acho que isso não

Visita a um dos maiores yogues vivos

é possível", respondeu. "Até mesmo ministros e altos funcionários do Estado precisam esperar meses a fio por uma audiência."

Susi disse em voz baixa: "Mas eu sei que vou vê-lo."

Antes de dormir à noite, ela ficou conhecendo toda a história da vida de Dhirendra Bramachari.

Desde bem jovem, ele se interessou pela yoga. Sua busca pelo aprendizado da yoga levou-o a caminhar pelos pântanos e montanhas, a entrar em grandes cidades e a buscar os centros de peregrinação da Índia. Seu mestre, Maharshiji, mandou-o levar a yoga às outras pessoas. Ele começou a fazer exercícios de yoga em Lucknow, Delhi, Bombaim e Calcutá. Homens de todas as classes sociais e de todo o mundo vieram aprender os exercícios de yoga que ele praticava.

Ele lecionou para o falecido primeiro-ministro da Índia, Jawahar Lal Nehru, e foi o conselheiro de yoga de Indira Gandhi e de sua família.

Na manhã seguinte, Susi decidiu voar para Delhi, com o propósito de procurar o ashram de Swami Dhirendra Bramachari. A secretária sempre a mandava voltar outro dia. Na última visita que fez, antes de voar de volta ao Butão, recebeu a notícia de que às dezessete horas teria uma entrevista de uma hora com Swami Dhirendra Bramachari. Com o coração batendo forte, ela entrou no ashram pela lateral, chegando num aposento particular em que havia uma mesa redonda com uma tigela cheia de frutas e nozes. Muitos homens e mulheres estavam sentados à mesa. Uma secretária estava sentada mais atrás.

Quando Susi ficou diante de Dhirendra Bramachari e se inclinou numa saudação típica dos hindus, foi envolvida instantaneamente pela irradiação de energia dele.

Sua figura alta e esbelta estava vestida com um sari branco de algodão comum. O belo rosto tranqüilo era emoldurado por uma barba negra. Os olhos escuros voltaram-se para ela como se quisessem vê-la naquele momento e em todas as suas vidas passadas e futuras. Seu vulto másculo não lhe revelava a idade e sua personalidade forte enchia todo o aposento como se ninguém mais além dele estivesse presente.

Ele convidou-a a sentar-se perto dele. Falou com ela sobre as possibilidades de difundir adequadamente a yoga no Ocidente e explicou-lhe a grande missão de introduzir a yoga na medicina preventiva da Índia. Ela teve a grande honra de ser abraçada pelo Swami Dhirendra Bramachari, quando eles se despediram, além de ser convidada a ficar por mais tempo no seu ashram.

A yoga como medicina preventiva

Todo o novo conhecimento trazido por eles pôde ser transmitido aos nossos alunos.

Os exercícios das 7 flores de lótus que trouxeram na bagagem desabrocharam surpreendentemente na sala de aula; eles foram aceitos com prazer e demonstraram ter resultados espantosos.

Os 7 centros de luz

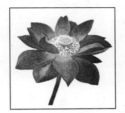

Os 7 centros de luz

O mais sagrado de todos
os números

Por que exatamente 7 flores de lótus? O 7 não só é o mais sagrado de todos os números, como também é só por meio de 7 etapas que podemos aprender a dominar gradativamente a energia vital. Temos de começar pela primeira etapa, pois só daí se irradia ascendentemente um fluxo cálido e sensível de energia.

Um dos símbolos mais importantes relativos ao número 7 é a escada. Nos velhos túmulos egípcios, encontramos escadas de madeira ou de outro material. Essa escada do 7 místico não é outra senão a escada bíblica de Jacó, ou a escada em que a energia vital divina sobe sucessivamente os 7 degraus, até chegar ao plexo da coroa.

A escada do 7 místico

Para os gregos, o planeta Mercúrio chamava-se Hermes. Seu símbolo é um bastão ao redor do qual se enlaçam duas serpentes, em cuja extremidade há duas asas que simbolizam a união do Sol com a Lua. As serpentes representam também a força vital que ascende passando por 7 botões.

Em muitas coisas encontramos o número 7: os 7 dias da semana, os 7 mares, as 7 vidas, os 7 planetas, as 7 notas da oitava musical, os 7 anões, passar por 7 montanhas, 7 zonas estelares, que são dominadas pelos corpos celestes, 7 jóias preciosas contidas nas 7 flores de lótus;

em 7 dias um ferimento cicatriza; quando alguém morre no Tibete, ele é cuidado durante 7 × 7 dias como se ainda estivesse entre os vivos; há 7 anos de vacas magras e 7 de vacas gordas; nos contos de fada, há 7 cisnes, 7 espíritos noturnos e 7 portas para 7 tesouros.

A aura, ou fenômeno das radiações ocultas que envolvem um ser humano, é composta de 7 cores.

O espírito ou corpo astral é o corpo energético perfeito, invulnerável e imortal que é devolvido a cada vida, aprimorado e mais belo, ao recém-nascido. Por intermédio dele, todos estamos em contato vital com as forças do universo. Sete revestimentos transparentes de luz o envolvem e brilham nas cores do arco-íris. Esse manto luminoso é chamado de aura.

A aura brilha como chamas elétricas, como centelhas azuis e vermelhas, além de grandes faixas de verde, amarelo e violeta, com brilhos esfuziantes. É um jogo fantástico, um jogo misterioso — como fogos de artifício! Ao menos é assim que os cientistas a vêem no aparelho que construíram e que torna a aura visível. Segundo os que o viram, o nosso "traje" de energia é composto pelas seguintes 7 cores:

As 7 cores da aura humana

Vermelho = corresponde ao espírito da vida e da vontade.
Laranja = corresponde ao espírito da santidade.
Amarelo = corresponde ao espírito da verdade.
Verde = corresponde ao espírito do crescimento e da eternidade.
Azul = corresponde ao espírito dos mistérios ocultos.
Violeta = corresponde ao espírito do sacrifício.
Branco = corresponde à luz clara da realidade — ao Espírito Santo, que nasce da flor de lótus como uma chama divina.

Também as 7 cidades e sítios de São Miguel nos Açores, sob os quais estão as ruínas da Atlântida e de onde elas algum dia ressurgirão, se relacionam com o místico número 7.

Segundo uma história encantadora, a última princesa da Atlântida perdeu seus chinelinhos verdes de esmeralda num dos mares, e seu diadema azul, no outro: é por isso que há as magníficas cores azuis dos Mistérios ocultos.

Da mesma forma, há 7 noites de amor no tantrismo, tiradas dos Preceitos Tântricos do prazer perfeito, que se organizam segundo 7 noites, 7 cores e 7 uniões sexuais em seu curso místico. A Tantra Yoga é a yoga do amor e une a alma, o espírito e o corpo, ou seja, a força solar com a força lunar com suas 7 características.

Os 7 símbolos dos Preceitos Tântricos

Durante 7 noites os casais usam as seguintes cores:		*As cores simbolizam o seguinte para o casal:*
1. Verde	—	O início
2. Azul	—	O reconhecimento
3. Violeta	—	A entrega
4. Vermelho	—	A união
5. Laranja	—	A união dos três
6. Amarelo	—	Três que se tornam um
7. Branco	—	A união dos muitos

O 7 é o número mais sagrado de todos os números; é o número cósmico. Tudo se forma com base nele.

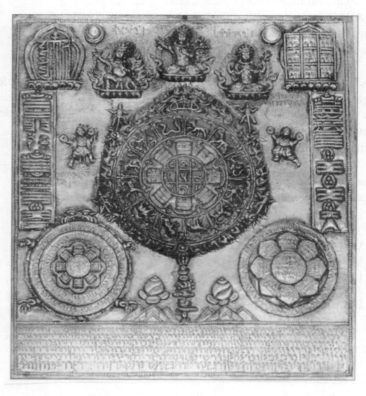

Calendário tibetano com os 7 centros espirituais.

As 7 etapas do Tibete

O calendário tibetano, com a ajuda do qual os yogues versados determinam os dias de sorte e fazem previsões astrológicas, confirma o relacionamento e os inevitáveis progressos nas 7 etapas.

Por meio da abertura seqüencial das 7 flores de lótus, que atuam objetivamente sobre os 7 chakras do corpo humano, estabelece-se um relacionamento com o universo, cujo símbolo é a flor de lótus no abdome da tartaruga, que podemos ver abaixo, à esquerda.

Em cima, à esquerda, vemos uma Lua pequena, símbolo do poder feminino dos sentimentos.

Acima, à direita, vemos o Sol, símbolo do poder masculino dos sentimentos.

A união das energias do Sol e da Lua, do masculino e do feminino, se transforma na união que leva à perfeição.

A energia clara e vibrante do homem representa a fonte da vida; a energia calma, escura e misteriosa da mulher representa a receptividade e a sensibilidade.

Portanto, a prática das 7 flores de lótus também é diferente para homens e mulheres, pois os exercícios despertam forças energéticas diferentes.

A revelação da sabedoria do Tibete para a perfeição dos homens

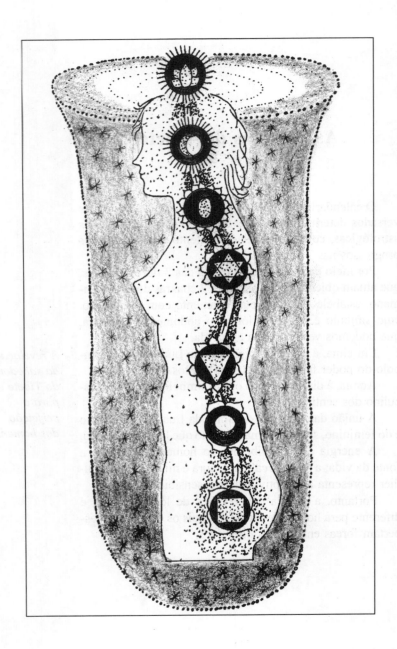

Os símbolos das
7 flores de lótus

As 7 flores de lótus que se abrem no corpo, uma depois da outra, e que mostram suas folhas cada vez mais substancialmente, são descritas na placa de cobre tibetana; além disso, a elas são atribuídos símbolos espirituais. A seqüência e os símbolos correspondentes aparecem na figura seguinte. Como vimos, o universo do corpo humano também se esforça para ficar em harmonia com os elementos. Por meio das 7 flores de lótus, o corpo se une a esses elementos por meio do sistema nervoso e da coluna vertebral.

1ª flor de lótus: O elemento Terra abre suas quatro folhas num quadrado no plexo da bacia (corpo visível).

2ª flor de lótus: O elemento Água abre suas seis folhas em meia-lua no plexo dos rins (circulação).

3ª flor de lótus: O elemento Fogo abre suas dez folhas num triângulo no plexo umbilical (energia vital interior).

4ª flor de lótus: O elemento Ar abre suas doze folhas numa estrela de seis pontas no plexo cardíaco (vitalidade).

5ª flor de lótus: O elemento Éter abre suas dezesseis folhas em forma oval no plexo laríngeo (éter, no qual se movem os pensamentos e a energia vital).

7 etapas com 7 símbolos para a união com os elementos

6ª flor de lótus: A união do Sol e da Lua abre suas folhas num símbolo solar-lunar (correntes positiva e negativa).

7ª flor de lótus: A união divina abre sua flor de mil folhas (corrente vital de mil raios).

Os 7 dias da semana

A vida do ser humano assemelha-se a um mar tranqüilo. A cada inspiração, sobe do fundo do mar uma energia vital pulsante que permeia e reanima todas as coisas.

A energia vital alimenta uma flor de lótus de mil pétalas no centro do mar da vida; as pétalas da flor se erguem para o céu.

Segunda-feira	faz pulsar a energia vital com o zumbido da Terra, no plexo da bacia.	*Cada flor de lótus atua sobre um chakra do corpo num determinado dia da semana*
Terça-feira	inunda o plexo renal de energia vital com os sons de flauta do elemento Água.	
Quarta-feira	faz a energia vital no plexo umbilical ressoar com os sons de harpa do elemento Fogo.	
Quinta-feira	transmite a energia vital no plexo cardíaco por meio dos sons de sino do elemento Ar.	
Sexta-feira	transmite energia vital ao plexo laríngeo com o vento etérico.	

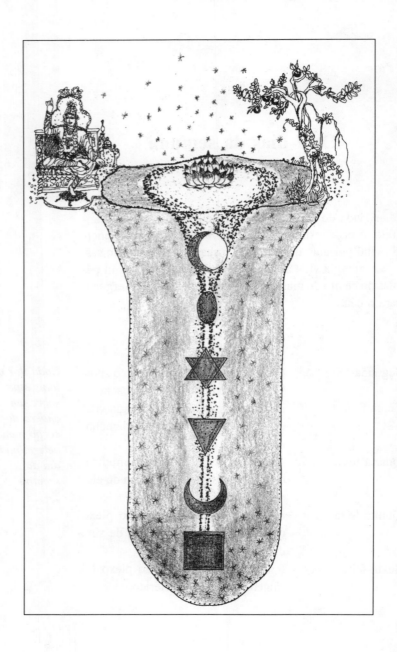

Sábado	☾	a energia vital do Sol se une à energia vital da Lua no plexo frontal.
Domingo	✿	a energia vital se espalha como proteção e amor sobre o filho da Criação, brilhando sobre o plexo da coroa.

Através das 7 flores de lótus, a energia vital ascende em 7 dias do fundo do mar até a flor de lótus.

1

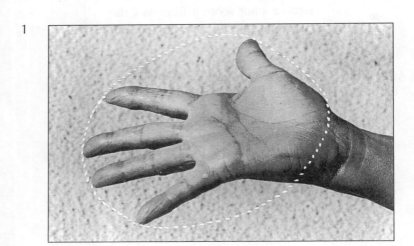

2

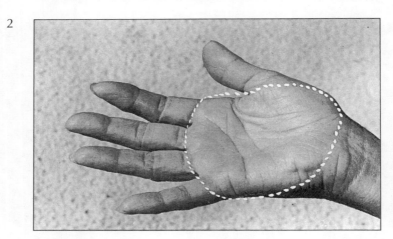

A energia vital torna-se perceptível

Essa energia é estimulada ascendentemente pelos exercícios das 7 flores de lótus, sendo chamada de energia vital (kundalini) e também de "energia serpentina".
Um exercício muito simples nos possibilita sentir essa vibrante coluna de energia, eletricamente carregada.

1. Espalme a mão, à medida que vai esticando os dedos. Enquanto respira devagar durante 7 vezes, você começa a sentir um círculo de calor na mão.
A impressão é a de que se cria uma esfera que, como um turbilhão, atrai energia e, dessa forma, vai se esquentando aos poucos.
Em seguida, relaxe totalmente a mão.

2. Agora, abra bem a palma da mão, esticando os dedos o mais que puder. Enquanto respira 7 vezes, calma e lentamente, você sente o calor espalhar-se pela palma da mão.
A impressão é a de uma esfera que, como um turbilhão, atrai energia e, dessa forma, vai se esquentando aos poucos. Em seguida, relaxe totalmente a mão.

A energia mística da força vital

1

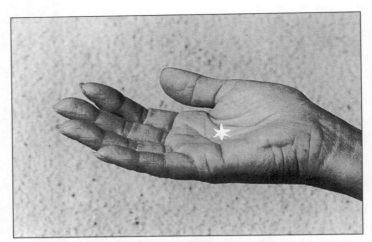

2

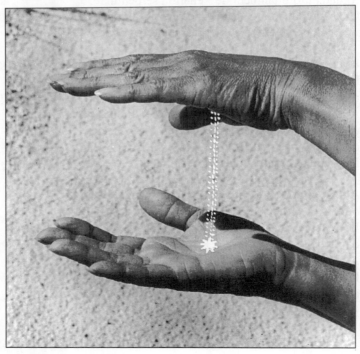

1. Respire calma e regularmente pelo nariz. Concentre-se num pequeno ponto exatamente no centro da palma da mão.

   Concentre-se pelo tempo necessário a fim de sentir calor nesse ponto, ou até sentir certo prurido "elétrico". Alguns podem sentir a batida quase imperceptível do coração, ou um tipo de roda minúscula girando.

2. Quando estiver consciente do ponto central na palma da mão, cubra-o com a outra mão. Sinta como o calor do ponto central da mão que está embaixo se irradia para o ponto central da mão que está em cima, e sinta como uma pequena coluna de luz ascende ligando os dois pontos das mãos, vibrando nesse fluxo e refluxo de calor. Agora, segure essa coluna brilhante de energia entre as palmas das mãos. A irradiação pode ser tão quente quanto a de um fogão pequeno.

   A coluna perceptível de energia entre as palmas das mãos.

   Se fotografarmos essa coluna de energia com um aparelho apropriado, veremos que ela se parece com uma coluna nas cores do arco-íris. Em cada flor de lótus, você poderá despertar essa energia que você sente agora. A energia vital também vibra como um círculo de calor no seu centro espiritual, que você pode ativar e harmonizar.

1

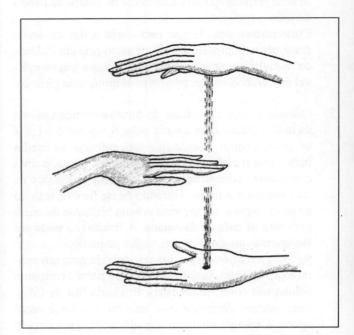

2

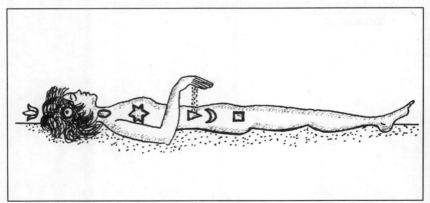

1. Se você quiser sentir a coluna de calor da energia vital entre as palmas das mãos de outra pessoa, terá de passar cuidadosamente a mão por essa coluna. Passe delicadamente a mão aberta, e com os dedos unidos, pela coluna de calor e energia. A pessoa que tiver a coluna de energia rompida sentirá perfeitamente que ela se divide quando a mão da outra pessoa passa por ela delicadamente.

Outra pessoa também pode sentir a sua energia vital

2. Se você fizer os exercícios seguintes das 7 flores de lótus com exatidão e concentração, poderá sentir depois de cada exercício, com a mão aberta e os dedos juntos, a coluna de calor ascendente ao passar a mão por ela, cerca de vinte centímetros acima do corpo. Sinta como a energia estimulada em cada plexo nervoso se irradia para a sua mão.

Coluna de calor sobre os 7 plexos nervosos

As 7 flores de lótus
para a mulher

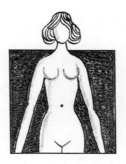

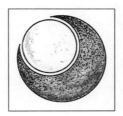

Advertências

O corpo é a morada da nossa alma; ele é o nosso bem mais precioso e, como tal, devemos cuidar bem dele.

Ó flor de lótus! Em meu coração eu me inclino sempre diante de ti — diante da luz eterna na qual se fundem todas as formas

1. Você pode começar a fazer os exercícios das 7 flores de lótus imediatamente. Na segunda-feira, faça o exercício da 1ª flor de lótus, na terça-feira o da 2ª flor de lótus, e assim por diante.
2. Os exercícios das 7 flores de lótus podem ser feitos a qualquer hora, mas nunca com o estômago cheio.
3. Todos os exercícios devem ser feitos no chão, sobre um cobertor quente e macio.
4. A inspiração e a expiração devem ser feitas unicamente pelo nariz. A boca deve estar ligeiramente aberta e um sorriso deve pairar nos lábios; isso gera um relaxamento extraordinário.
5. Concentre-se sempre no símbolo do momento.
6. Entregue-se totalmente ao exercício da flor de lótus que estiver fazendo.
7. O importante não é fazer exercícios isolados, mas a seqüência dos 7 exercícios das flores de lótus. Só quem praticar regularmente todos os 7 exercícios terá sucesso.

Objetivo

As alunas adiantadas adquirem cada vez mais consciência pessoal e desenvolvem seu potencial de pressentimento e intuição. Evitam hábitos não-saudáveis de alimentação e atitudes nocivas à vida; a pele e os mecanismos de defesa do organismo melhoram, o corpo todo se revitaliza e elimina as toxinas; o período de cura de qualquer doença diminui e a capacidade sexual aumenta.

Por meio da prática dos exercícios das 7 flores de lótus, é possível fazer o espírito, a mais elevada etapa de energia, percorrer o corpo mais conscientemente. Assim como o sangue produz oxigênio, o espírito gera energia vital.

Nisto está o segredo da revitalização e da conservação de um corpo belo e sadio.

1ª Flor de lótus

Segunda-feira

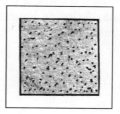

Símbolo para Concentração
Quadrado

O quadrado ▨ fica no centro da medula espinhal, abaixo dos órgãos genitais (ovários). Ele se torna corporalmente visível nas glândulas sexuais e no plexo da bacia. Às glândulas sexuais cabe tornar nossa personalidade radiante e magnética para que possamos atrair os outros e conservar essa atração.

Os hormônios das glândulas sexuais geram uma temperatura quente no organismo e impedem qualquer tendência à rigidez, ao endurecimento e à imobilidade.

Prevenção

Por meio do exercício da 1ª flor de lótus, o aparelho gastrintestinal é purificado e a circulação sangüínea dos membros inferiores é estimulada. Este exercício protege da artrite as pernas e os joelhos. Os quadris e as costas ficam mais resistentes, e os ossos dos quadris e da bacia, mais flexíveis.

Não há exercício que torne a pessoa tão esbelta e que atue tanto sobre o corpo e o espírito, rejuvenescendo-os, quanto o da 1ª flor de lótus. Além disso, ele diminui a sensação de fome.

1. Deite-se de costas no chão.
2. Envolva o joelho esquerdo e, com os braços, aproxime-o da caixa torácica.
3. Erga a cabeça e a perna direita.
4. Respire 7 vezes, calma e regularmente, concentrando-se no quadrado (região do plexo da bacia).
   Descanse um pouco.
5. Abrace o joelho direito e aproxime-o da caixa torácica.
6. Erga a cabeça e a perna esquerda.
7. Respire 7 vezes, calma e regularmente, concentrando-se no quadrado (região do plexo da bacia).
   Descanse um pouco.
8. Deite-se de costas e relaxe, concentrando-se na região da bacia. Sinta nessa região o calor e a pulsação que tornam perceptível a energia vital, enquanto você respira 14 vezes, calma e regularmente.
   Levante-se bem devagar.
9. Beba 250ml de água corrente ou mineral num copo bem bonito para purificar o corpo.
   Beba 7 copos de água por dia.

Símbolo para concentração

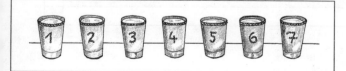

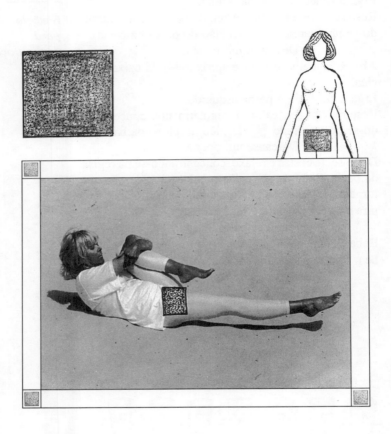

2ª Flor de lótus

Terça-feira

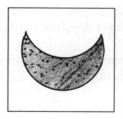

Símbolo para Concentração
Meia-lua

A meia-lua 🌙 se encontra no centro da medula espinhal, acima dos órgãos genitais (ovários), abaixo do umbigo.

Ela se torna corporalmente visível nas glândulas supra-renais e no sistema renal.

As supra-renais estimulam a energia interior. A circulação dos rins melhora, desenvolvendo também a captação de oxigênio e a purificação do sangue, além da regularização da retenção dos líquidos do corpo.

Prevenção

O exercício da 2ª flor de lótus regula a função renal. Ele é especialmente recomendado para as dores nas costas, no caso de elas terem sido causadas por excesso de esforço. Este exercício fortalece os nervos simpáticos e corrige algum desvio da coluna, recolocando-a no lugar.

O exercício da 2ª flor de lótus deixa a espinha elástica e flexível e fortalece os músculos do abdome. Para mulheres que sofrem de doenças dos ovários ou do útero, recomenda-se especialmente este exercício. Quem sofre de flatulência depois das refeições deve usá-lo criteriosamente.

O exercício da 2ª flor de lótus também atua na prevenção da obesidade.

1. Deite-se no chão de barriga para baixo, as pernas juntas.
2. O corpo toca o chão desde o umbigo até os dedos dos pés.
3. Estique os braços para a frente e apóie-se nas duas mãos.
4. Incline a cabeça para trás tanto quanto possível sem sentir desconforto. Abra ligeiramente a boca e sorria, para que os ossos do maxilar fiquem descontraídos.
5. Respire 14 vezes, calma e regularmente, concentrando-se na meia-lua 🌙 (plexo renal).

    Descanse um pouco.
6. Agora, deite-se de costas e relaxe conscientemente o plexo renal. Sinta no plexo renal o calor e a pulsação que tornam perceptível a energia vital, enquanto você respira 14 vezes, calma e regularmente.

    Levante-se bem devagar.
7. Beba 250ml de água corrente ou mineral num copo bem bonito para purificar o corpo.

    Beba 7 copos de água por dia.

Símbolo para concentração

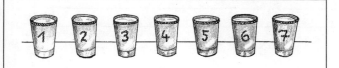

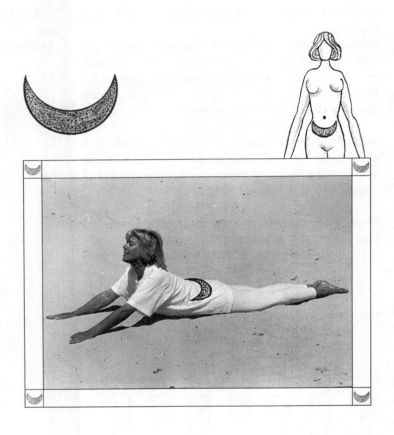

3ª Flor de lótus

Quarta-feira

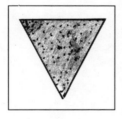

Símbolo para Concentração
Triângulo

O triângulo ▼ se encontra no centro da medula espinhal, em frente do umbigo. Torna-se corporalmente visível no pâncreas e no plexo umbilical.

O plexo umbilical (plexo solar) muitas vezes é chamado de segundo cérebro; seu significado psicossomático é óbvio para todos os que já sofreram de "sensações de nervosismo" no estômago, no coração e assim por diante.

Prevenção

Com o exercício da 3ª flor de lótus, as tensões são liberadas. Este exercício evita a letargia e o cansaço, dando equilíbrio a você. Não há exercício mais útil do que este contra a inércia, visto que a circulação sangüínea é estimulada por ele. O exercício da 3ª flor de lótus atua na prevenção de qualquer tipo de tensão emocional.

Precaução

As pessoas que têm lesões nos joelhos ou nos quadris não devem fazer este exercício. Essas pessoas encontrarão um outro exercício igualmente eficaz na p. 113.

1. Estenda a perna esquerda para trás; dobre a perna direita com o pé no chão.
2. Feche as mãos em punho. O polegar deve ficar dentro da mão, envolto pelos outros dedos.
3. Coloque o punho esquerdo sobre o umbigo. Estenda à frente o braço direito.
4. Respire 7 vezes, calma e regularmente, concentrando-se no triângulo ▼ (plexo umbilical).

Símbolo para concentração

   Descanse um pouco.
5. Estenda a perna direita para trás; dobre a perna esquerda com o pé no chão.
6. Coloque o punho direito sobre o umbigo. Estenda à frente o braço esquerdo.
7. Respire 7 vezes, calma e regularmente, concentrando-se no triângulo ▼ (plexo umbilical).
8. Deite-se de costas e estire o corpo confortavelmente. Relaxe conscientemente o plexo umbilical. Respire 14 vezes, calma e regularmente, sentindo o calor com o qual a energia vital se torna perceptível.
   Levante-se bem devagar.
9. Beba 250ml de água corrente ou mineral num copo bem bonito para purificar o corpo.
   Beba 7 copos de água por dia.

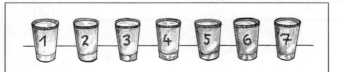

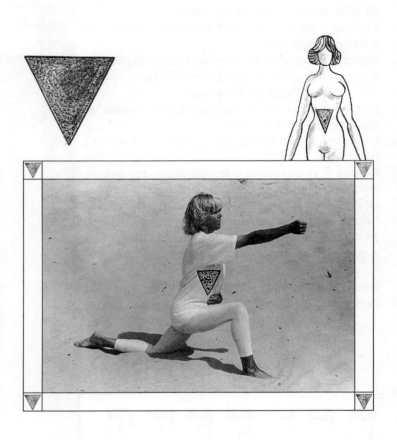

4ª Flor de lótus
Quinta-feira

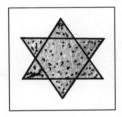

Símbolo para Concentração
Estrela

A estrela ✡ fica no centro da medula espinhal, na altura do coração. Ela se torna corporalmente visível no plexo cardíaco e na glândula do timo, que fica atrás do esterno. A glândula do timo é de importância fundamental para a capacidade de funcionamento do sistema imunológico.

Prevenção

O exercício da 4ª flor de lótus protege dos males do fígado, das perturbações psicossomáticas, como a *angina pectoris* e a taquicardia, e da fraqueza do sistema de defesa do organismo. Ele faz com que o corpo receba maiores quantidades de oxigênio, e essa é a razão pela qual quantidades mais elevadas de gás carbônico são expelidas.

O exercício da 4ª flor de lótus é especialmente benéfico para as mulheres, visto que é bom para a saúde delas e proporciona-lhes uma aparência jovial. Ele também pode ser executado durante a gravidez. Com ele, os sistemas de defesa do corpo são fortalecidos.

1. Fique em pé com as pernas unidas.
2. Levante o braço direito.
3. Estenda o braço esquerdo para o lado e levante a perna esquerda para trás. Tente manter-se imóvel.
4. Respire 7 vezes, calma e regularmente, concentrando-se na estrela ✡ (plexo cardíaco).
   Descanse um pouco.
5. Levante o braço esquerdo.
6. Estenda o braço direito para o lado e levante a perna direita para trás. Tente manter-se imóvel.
7. Respire 7 vezes, calma e regularmente, concentrando-se na estrela ✡ (plexo cardíaco).
   Descanse um pouco.
8. Deite-se de costas no chão. Os braços devem ficar estendidos ao lado do corpo, as palmas das mãos voltadas para cima. Relaxe conscientemente o plexo cardíaco enquanto respira 14 vezes, calma e regularmente. Sinta o calor e a sensação de perda de peso com que a energia vital se torna perceptível.
9. Tome 250ml de água corrente ou mineral em um copo bem bonito para purificar o corpo.
   Beba 7 copos de água por dia.

Símbolo para concentração

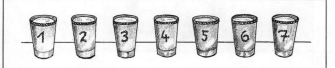

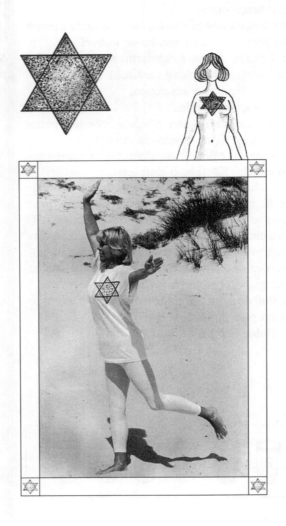

5ª Flor de lótus
Sexta-feira

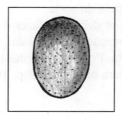

Símbolo para Concentração
Forma Oval

A forma oval ◖ se encontra no centro da medula espinhal, perto da garganta. Torna-se corporalmente visível na glândula tireóide e no plexo da garganta. A tireóide é responsável pela atividade interna do corpo. Ela evita a flacidez dos tecidos e a ossificação.

Conforme o grau de atividade da glândula tireóide, a pessoa é estimulante ou insossa, alegre ou deprimida, animada ou indiferente.

O equilíbrio e o efeito do fósforo e do cálcio no organismo são controlados pelas glândulas supratireóides, que assim mantêm perfeito o metabolismo do organismo. Quando essas glândulas funcionam perfeitamente, a pessoa é equilibrada e calma.

Prevenção

O exercício da 5ª flor de lótus regula a atividade das glândulas sexuais e da tireóide e atua otimamente na região da bacia. Ele restabelece a energia vital e dá uma aparência jovial. A prática diária deste exercício impede o envelhecimento precoce e livra a pessoa de rugas precoces na pele do rosto.

Precaução

Deve-se deixar de fazer o exercício em caso de resfriado, doenças orgânicas da glândula tireóide e pressão arterial alta. Pode-se substituí-lo pelo exercício da 5ª flor de lótus para homens (ver p. 101ss).

1. Deite-se de costas no chão.
2. Levante as pernas e as costas.
3. Apóie o corpo com ambas as mãos na altura dos quadris.
4. Respire 14 vezes, calma e regularmente, concentrando-se no oval ◯ (plexo da garganta).
    Saia lentamente dessa posição.
5. Deite-se de costas descontraidamente. Os braços devem ficar ao lado do corpo, as palmas das mãos viradas para cima. Respire 14 vezes e relaxe conscientemente o plexo da garganta. Sinta o calor e a paz profunda tomando conta de todo o seu corpo.
    Levante-se bem devagar.
6. Beba 250ml de água mineral ou corrente num copo bem bonito para purificar o corpo.
    Beba 7 copos de água por dia.

Símbolo para concentração

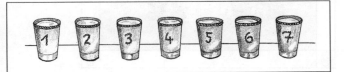

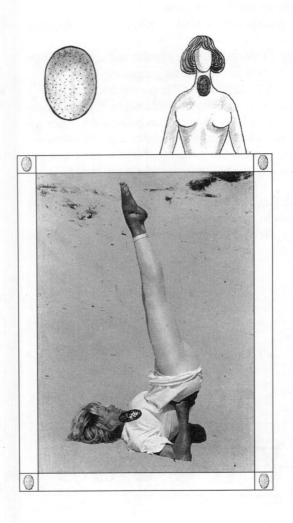

6ª Flor de lótus

Sábado

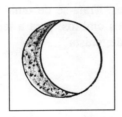

Símbolo para Concentração
Lua-Sol

O símbolo da Lua-Sol ☽ se encontra entre as sobrancelhas. Este símbolo de ligação indica a união da Lua Crescente com o Sol. A Lua Crescente simboliza a alma e o Sol, o Cristo. O símbolo da Lua Crescente e do Sol sempre é encontrado em textos antigos e designa o Casamento Místico. O símbolo da união se torna corporalmente visível na hipófise e no plexo frontal. A glândula principal, tal como o regente de uma orquestra, dá o tom a todas as outras glândulas que dependem dela.

Ela garante o desempenho satisfatório das diversas estruturas e impede um excessivo acúmulo de gordura no corpo. Uma pessoa livre e flexível por certo tem uma hipófise normal e sadia.

Prevenção

O exercício da 6ª flor de lótus é apropriado, como nenhum outro, para proteger o ser humano das tensões, preocupações e estados de medo. Como ele endireita o corpo e evita todos os danos decorrentes de problemas de postura, a pessoa, mesmo em idade avançada, mantém as costas eretas. Trata-se de uma medida preventiva excelente para os ombros, para a tensão nas costas e para o "cotovelo de tenista".

1. Deite-se no chão, o rosto voltado para baixo.
2. Estire os dois braços para a frente; os cotovelos não devem ficar dobrados.
3. Coloque a mão esquerda sobre a direita e alongue delicadamente o corpo, como se estivesse tentando deixar livre a medula espinhal.
4. Imagine o ar passando calma e regularmente do cóccix até o centro da cabeça, e, a partir desse ponto, voltando pelo mesmo caminho. Respire 14 vezes, perfazendo o circuito.

Símbolo para concentração

   Saia dessa posição.
5. Ponha a mão direita sobre a esquerda, sem dobrar os cotovelos.
6. Respire calma e regularmente 14 vezes, imaginando o ar subindo e descendo entre o cóccix e o centro da cabeça.

   Saia dessa posição.
7. Deite-se de costas. Enquanto respira calma e regularmente 14 vezes, você deve relaxar conscientemente o plexo frontal no meio da cabeça. Você sentirá a paz profunda que se irradia do centro da cabeça.

   Levante-se bem devagar.
8. Beba 250ml de água mineral ou corrente num copo bem bonito para purificar o corpo.

   Beba 7 copos de água por dia.

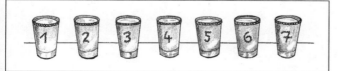

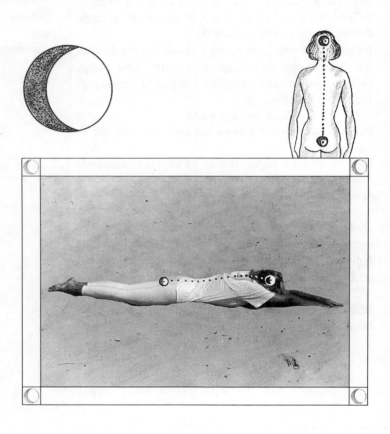

7ª Flor de lótus
Domingo

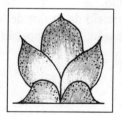

Símbolo para Concentração
Flor de lótus

A flor de lótus 🪷 se encontra no topo da cabeça. O lótus das mil pétalas é o casamento do espírito. A flor de lótus de mil pétalas é uma indicação das milhares de células cerebrais.

A glândula ligada ao vértice da cabeça é a glândula pineal. Diz-se que, por meio de determinados exercícios, é possível despertar a glândula pineal do seu estado de letargia, tornando visíveis os talentos adormecidos.

Prevenção   O exercício da 7ª flor de lótus combate o desânimo bem como as depressões, além de impedir o excesso ou falta na produção de secreções nasais, oculares e bucais durante o climatério. Este exercício melhora a concentração e a descontração. Se alguém achar que fazer o exercício em pé representa um grande esforço, poderá fazê-lo sentado ou até deitado, se a pessoa tiver dificuldade para se sentar com as costas retas.

Por meio da respiração calma, o sistema imunológico é fortalecido.

O exercício da 7ª flor de lótus atua preventivamente contra a tensão, a preocupação e o medo.

1. Fique em pé completamente tranqüila, com os pés juntos.
2. Junte as mãos como se fosse rezar.
3. Pressione os polegares contra o peito; os antebraços devem ficar rentes ao busto.
4. Concentre-se na flor de lótus no vértice da cabeça. Imagine a flor de lótus com as mil pétalas abertas e tente ver no seu centro o que você imagina ser o "Princípio Divino".

Símbolo para concentração

5. Respire 14 vezes, calma e regularmente, com um sorriso nos lábios e no coração, e concentre-se na imagem que você vê no centro da flor de lótus.

   Saia dessa posição.
6. Deite-se de costas. Os braços devem ficar descontraídos ao lado do corpo, as palmas das mãos voltadas para cima. Sinta a paz profunda e o calor que o seu corpo irradia enquanto você respira 14 vezes bem tranqüilamente.

   Levante-se bem devagar.
7. Beba 250ml de água mineral ou corrente num copo bem bonito para purificar o seu corpo.

   Beba 7 copos de água por dia.

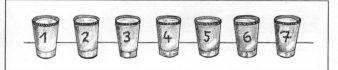

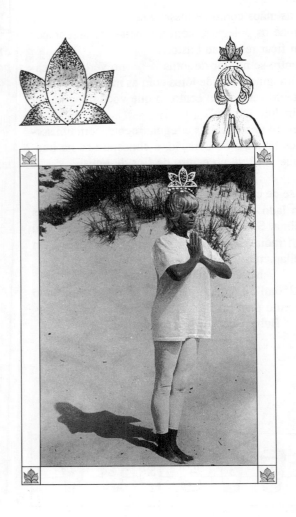

As 7 flores de lótus para o homem

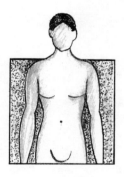

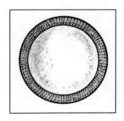

Advertência

O corpo é a morada da nossa alma, é o nosso bem mais precioso e, como tal, devemos cuidar bem dele.

Ó Criador, eu quero me entregar em tuas mãos, amorosamente estendidas para me receber

1. Você pode começar a fazer os exercícios das 7 flores de lótus imediatamente. Na segunda-feira faça o exercício da 1ª flor de lótus, na terça-feira o da 2ª flor de lótus e assim por diante.
2. Os exercícios das 7 flores de lótus podem ser feitos a qualquer hora, mas nunca com o estômago cheio.
3. Todos os exercícios devem ser feitos no chão, sobre um cobertor quente e macio.
4. A inspiração e a expiração devem ser feitas unicamente pelo nariz. A boca deve estar ligeiramente aberta e um sorriso deve pairar nos lábios; isso gera um relaxamento extraordinário.
5. Concentre-se sempre no símbolo do momento.
6. Concentre-se totalmente no exercício da flor de lótus que estiver fazendo.
7. O importante não é fazer exercícios isolados, mas a série dos 7 exercícios das flores de lótus. Só quem praticar regularmente todos os 7 exercícios terá sucesso.

Os alunos adiantados adquirem cada vez mais consciência pessoal e desenvolvem seu potencial de pressen-

Objetivo

timento e intuição. Evitam hábitos não-saudáveis de alimentação e atitudes nocivas à vida; a pele e os mecanismos de defesa do organismo melhoram, o corpo todo se revitaliza e elimina as toxinas, o período de cura de qualquer doença diminui e a potência sexual aumenta.

Por meio da prática dos exercícios das 7 flores de lótus, é possível fazer o espírito, a mais elevada etapa de energia, percorrer o corpo mais conscientemente. Assim como o sangue produz oxigênio, o espírito gera energia vital.

Nisto está o segredo da revitalização e da conservação de um corpo belo e sadio.

1ª Flor de lótus
Segunda-feira

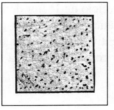

Símbolo para Concentração
Quadrado

O quadrado ▨ se encontra no centro da medula espinhal, embaixo dos órgãos genitais (testículos). Ele se torna corporalmente visível nas glândulas sexuais e no plexo da bacia.

O sinal de que essas glândulas estão funcionando corretamente são olhos brilhantes, irradiação luminosa do ser, autoconfiança e segurança de si. Para compreender por que o funcionamento insatisfatório de diversas glândulas pode ser normalizado, por meio de exercícios objetivos, é preciso deixar claro que nosso sistema glandular é o depositário das forças vitais que atuam no corpo.

Prevenção

Por meio do exercício da 1ª flor de lótus, todos os tecidos e órgãos recebem melhor irrigação sangüínea: o baixo-ventre, os pulmões, o peito, os ombros, as coxas, os joelhos, a panturrilha, as nádegas e a coluna espinhal. Todo o corpo ganha mais força e flexibilidade. Este exercício previne contra sintomas psicossomáticos como, por exemplo, a impotência.

O exercício da 1ª flor de lótus é um exercício próprio para a potência sexual. Tem grande significado na medicina preventiva, visto que os distúrbios no plexo da bacia podem ser responsáveis pela impotência sexual.

1. Sente-se com as pernas cruzadas.
2. Coloque o braço direito sob o joelho direito e o braço esquerdo sob o joelho esquerdo.
3. Levante as pernas e cruze os pés. Inspire e expire pelo nariz.
4. Respire 14 vezes, calma e regularmente, concentrando mentalmente a respiração na coluna espinhal, e concentre-se no quadrado  do plexo da bacia.

    Símbolo para concentração

    Saia lentamente dessa posição.
5. Deite-se de costas. Relaxe e descontraia conscientemente o plexo da bacia, enquanto respira 14 vezes, calma e regularmente. Sinta o calor no plexo da bacia. Sinta a pulsação que torna perceptível a energia vital.

    Levante-se bem devagar.
6. Beba 250ml de água corrente ou mineral num copo bem bonito para purificar o corpo.

    Beba 7 copos de água por dia.

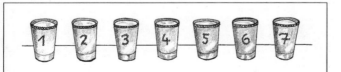

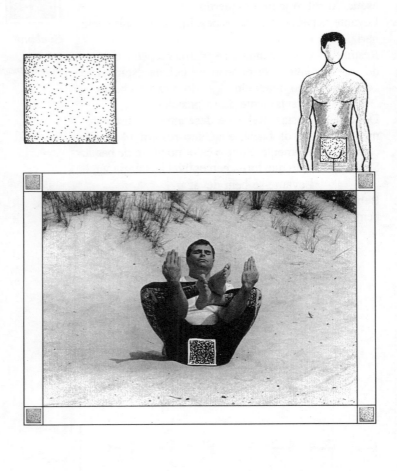

2ª Flor de lótus
Terça-feira

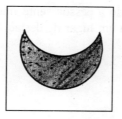

Símbolo para Concentração
Meia-lua

A meia-lua 🌙 se encontra no centro da medula espinhal, acima dos órgãos sexuais (testículos). Ela se torna corporalmente visível nas glândulas supra-renais, nos rins e no plexo renal.

Todas as excreções do corpo são equilibradas e controladas por esse centro espiritual.

Prevenção

Com o exercício da 2ª flor de lótus, a pessoa se previne do acúmulo de gordura e das perturbações no metabolismo das excreções, como edemas e intoxicação do sangue.

Ele fortalece as costas, a articulação da espinha, e os intestinos, e ativa verdadeiramente a energia interior. A pessoa tem toda sorte de estímulos, como o impulso para a ação, a rápida compreensão dos fatos, a inesgotável vontade de trabalhar, além de ardor e coragem. O exercício também propicia a circulação, a oxigenação e a força orgânica do sangue.

Como o exercício da 2ª flor de lótus fortalece as costas, quando a pessoa sente fraqueza ou dor nessa região ele ocupa um lugar de destaque na medicina preventiva.

1. Deite-se de costas e, com a ajuda das pernas, levante do chão aos poucos as costas e as nádegas. Coloque as mãos ao lado do corpo, as palmas voltadas para baixo.
2. Inspire e expire calma e regularmente pelo nariz e, mentalmente, visualize a respiração concentrando-se na meia-lua ☾ do plexo renal. Retenha um pouco a respiração e, em seguida, expire lentamente pelo nariz. Devagar, repouse as costas no chão.
3. Espiche o corpo todo. Descontraia e relaxe conscientemente o plexo renal, enquanto respira 14 vezes, calma e regularmente. Sinta o calor no plexo renal. Sinta a pulsação com a qual se torna perceptível uma onda quente de energia vital.

    Levante-se bem devagar..
4. Beba 250ml de água corrente ou mineral num copo bem bonito para purificar o corpo.

    Beba 7 copos de água por dia.

Símbolo para concentração

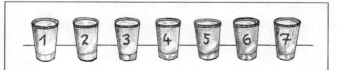

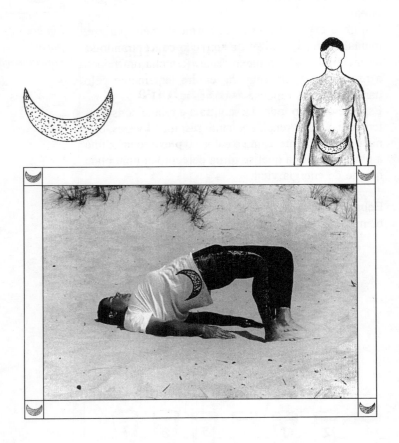

3ª Flor de lótus
Quarta-feira

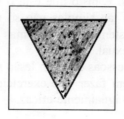

Símbolo para Concentração
Triângulo

O triângulo ▽ encontra-se no centro da medula espinhal, diante do umbigo. Torna-se corporalmente visível no pâncreas e no plexo umbilical (plexo solar).

Mesmo que os criadores da yoga nada tenham escrito sobre a existência das diversas glândulas, eles entenderam muito bem que é no campo de atividade glandular que surgem as vibrações mais fortes; eles também sabiam com exatidão que partes do corpo deveriam ser exercitadas a fim de ativar as vibrações e eliminar os obstáculos que pudessem impedir o livre curso da energia vital no organismo.

Prevenção

O exercício da 3ª flor de lótus é uma posição abençoada e sagrada para os rins e as supra-renais, para o pâncreas e o fígado. Diz-se que ele cura muitas doenças desconhecidas.

O exercício da 3ª flor de lótus propicia a circulação do sangue e da energia vital e fortalece as funções das glândulas. É nisto que está o segredo do porquê de um exercício tão simples não só manter em estado normal todo o sistema glandular, mas também estimular a capacidade sexual.

Precauções

As pessoas que têm lesão nos joelhos ou nos quadris não devem fazer este exercício. Na p. 113 há um outro exercício igualmente eficaz.

1. De joelhos no chão, os pés devem ficar encostados.
2. As mãos devem ser cerradas em punho com o polegar para dentro.
3. Os cotovelos devem ficar na direção do plexo umbilical, formando um triângulo ▽.
4. Incline-se bem para a frente e descanse o tronco sobre as coxas. Descarregue todo o seu peso sobre elas.
5. Cerre os punhos com força. Pressione o tronco para baixo. Levante a cabeça. Feche os olhos.
6. Respire calma e regularmente pelo nariz 14 vezes, concentrando-se no triângulo ▽ (plexo umbilical).
7. Abaixe lentamente a cabeça. Solte os punhos. Saia dessa posição.

Descanse um pouco.

8. Deite-se de costas e espiche o corpo. Relaxe conscientemente o plexo umbilical enquanto respira 14 vezes, calma e regularmente. Sinta o calor da energia vital no plexo umbilical.
9. Beba 250ml de água corrente ou mineral num copo bem bonito para purificar o corpo.

Beba 7 copos de água por dia.

Símbolo para concentração

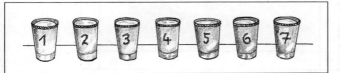

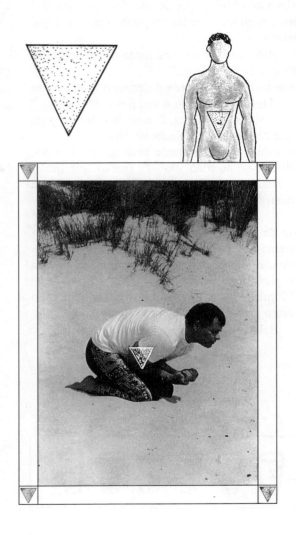

4ª Flor de lótus
Quinta-feira

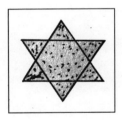

Símbolo para Concentração
Estrela

A estrela ✡ se encontra no centro da medula espinhal. Torna-se corporalmente visível na glândula do timo e no plexo cardíaco.

A glândula do timo é co-responsável pela capacidade de funcionamento do sistema imunológico. O plexo cardíaco influencia também as funções do nervo vago simpático, que os especialistas dizem desempenhar um papel importante no caso de as forças vitais de uma pessoa terem de ser despertadas.

Prevenção

O exercício da 4ª flor de lótus amplia e fortalece a caixa torácica. Devido ao seu efeito estimulante, ele é especialmente indicado para pessoas que sofrem de distúrbios cardíacos.

Este exercício previne doenças dos pulmões e das vias respiratórias, como a asma e a bronquite, além de manter flexível a caixa torácica.

1. Fique em pé, as costas retas. Os pés devem estar unidos. Solte os braços, com as palmas das mãos voltadas para dentro.
2. Erga e estenda os braços. Os dedos devem estar unidos.
3. Respire calma e regularmente, concentrando-se na estrela 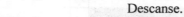 (plexo cardíaco) e inclinando-se para trás. Fique um pouco nessa posição.
4. Volte à posição inicial expirando calma e regularmente.
5. Repita este exercício 7 vezes em seguida.
   Descanse.
6. Deite-se de costas e alongue o corpo. Descontraia conscientemente o plexo cardíaco e respire 14 vezes, calma e regularmente. Sinta o calor da energia vital no plexo cardíaco.
   Levante-se bem devagar.
7. Beba 250ml de água corrente ou mineral num copo bem bonito para purificar o corpo.
   Beba 7 copos de água por dia.

Símbolo para concentração

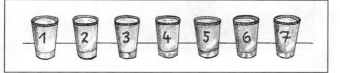

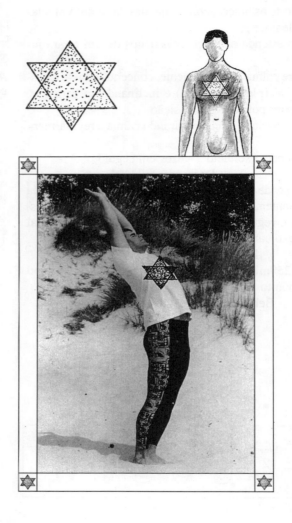

5ª Flor de lótus

Sexta-feira

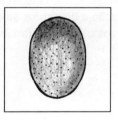

Símbolo para Concentração
Forma Oval

A forma oval ⬭ encontra-se no centro da medula espinhal, na região da garganta. Ela se torna corporalmente visível na glândula tireóide e no plexo da garganta. Conforme o grau de atividade da glândula tireóide, a pessoa é inteligente ou obtusa. O desenvolvimento correto dos órgãos sexuais também depende do bom funcionamento da tireóide.

A sexualidade é um presente dos deuses; os exercícios das flores de lótus visam o seu desenvolvimento e a manter a qualidade das forças vitais até uma idade avançada.

Prevenção

O exercício da 5ª flor de lótus regula a atividade das glândulas sexuais e da glândula tireóide, e funciona muito bem em toda a região da bacia. Ele mantém a energia vital e a aparência jovem.

Nosso aluno mais velho tinha 90 anos de idade e o mais gordo pesava 115 quilos ao entrar para o curso. Depois de algumas horas de aula, ambos dominavam o exercício da 5ª flor de lótus. O exercício é indicado nos casos de má circulação e distúrbios da potência sexual. Ele fortalece os nervos e dá força, flexibilidade e energia ao corpo e à alma.

1. Deite-se de costas, levante as pernas.
2. Feche as mãos em punho, com os polegares para dentro.
3. Coloque os punhos à direita e à esquerda do cóccix, de modo que este não toque o chão.
4. Respire calma e lentamente 14 vezes, concentrando-se no oval ◯ (plexo da garganta).

    Símbolo para concentração

    Saia lentamente dessa posição.
5. Deite-se de costas e espiche o corpo, com os braços estendidos e as palmas das mãos voltadas para cima. Descontraia conscientemente o plexo da garganta e respire 14 vezes, calma e lentamente. Sinta a calma e o calor agradável na região do plexo laríngeo.

    Levante-se bem devagar.
6. Beba 250ml de água corrente ou mineral num copo bem bonito para purificar o corpo.

    Beba 7 copos de água por dia.

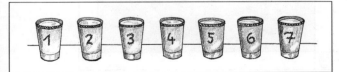

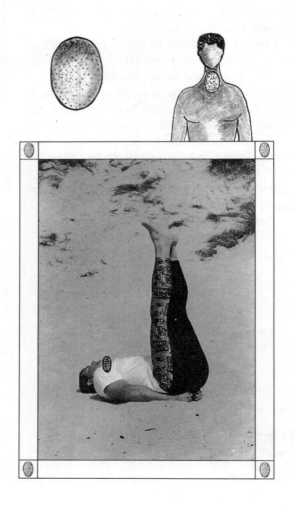

6ª Flor de lótus
Sábado

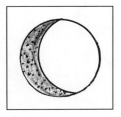

Símbolo para Concentração
Lua-Sol

A Lua-Sol ☾ se encontra no centro da cabeça, entre as sobrancelhas. Este símbolo de ligação indica a união da Lua Crescente com o Sol e torna-se corporalmente visível na hipófise, a "glândula principal" do corpo. Ela é chamada de glândula principal porque suas secreções regulam o funcionamento das outras glândulas.

Prevenção

O exercício da 6ª flor de lótus é considerado um dos melhores para despertar a energia vital. Cabe-lhe uma posição de liderança entre todos os exercícios. Ele garante uma excelente circulação sangüínea no corpo. Diz-se que essa posição proporciona vida longa.

Por meio do exercício da 6ª flor de lótus, a espinha torna-se flexível, o que evita várias doenças. Este exercício também é muito útil para as pessoas que têm excesso de gordura nas nádegas e nas coxas. Praticando-o, a cintura afina e desaparece o cheiro forte de suor. A "barriguinha" diminui e a pessoa obtém o equilíbrio do sistema nervoso.

1. Sente-se no chão e estique as pernas para a frente. Ponha as mãos sobre as pernas com as palmas voltadas para cima.
2. Dobre-se para a frente até onde puder sem sentir tensão ou dor nos jarretes.
3. Deixe a cabeça pender para a frente, bem descontraída. Sorria tranqüilamente.
4. Respire calma e regularmente, concentrando-se no cóccix, passando pela espinha dorsal até chegar ao centro da cabeça; a partir daí visualize o caminho de volta ao cóccix. Respire assim 14 vezes.

   Saia da posição bem devagar.
5. Agora, deite-se de costas. Respirando calma e regularmente 14 vezes, relaxe conscientemente o plexo frontal e o centro da cabeça, e sinta a paz profunda que se irradia pelo seu corpo.

   Levante-se bem devagar.
6. Beba 250ml de água corrente ou mineral num copo bem bonito para purificar o corpo.

   Beba 7 copos de água por dia.

Símbolo para concentração

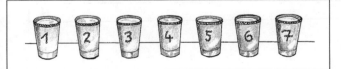

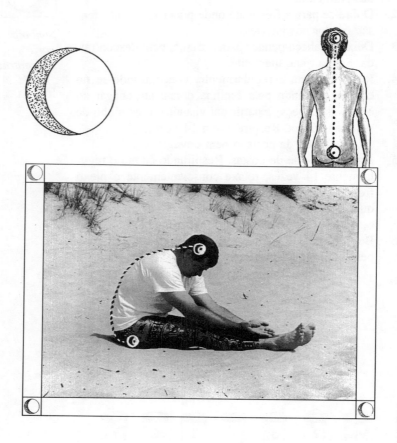

7ª Flor de lótus
Domingo

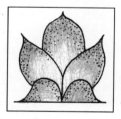

Símbolo para Concentração
Flor de lótus

Este símbolo para concentração — a flor de lótus ✿ — encontra-se no topo da cabeça. A glândula que se relaciona com o topo da cabeça é chamada de glândula pineal. As glândulas pineal e a hipófise exercem uma influência considerável sobre o metabolismo. Os efeitos dizem respeito ao desenvolvimento geral do ser humano, à digestão, à vida sexual e à fertilidade. Todas as glândulas juntas determinam o destino da pessoa por meio de sua influência sobre o desenvolvimento, o padrão de conduta, as características e as aptidões.

Prevenção

O exercício da 7ª flor de lótus aumenta o impulso sexual e eleva a força de concentração. Pode ser eficaz na prevenção da depressão e gera uma paz profunda, além da consciência de si mesmo.

1. Deite-se de costas. Os pés unidos, as palmas das mãos voltadas para cima.
2. Concentre-se no topo da cabeça e na flor de lótus, inteiramente aberta, em cujo centro brilha uma luz branca.
3. Enquanto inspira, imagine a luz branca atravessando o topo da cabeça e passando por todo o corpo; você a expira pela sola dos pés. Na inspiração seguinte, imagine que a luz caminha em sentido ascendente, entrando pela planta dos pés e tomando conta de todo o seu corpo; você a expira pelo topo da cabeça.
4. Agora, respire calma e regularmente 14 vezes, visualizando o ar descer do topo da cabeça até a planta dos pés e subir de volta ao topo da cabeça.

Assim que terminar de respirar 14 vezes,
5. fique deitado, bem relaxado, e imagine que seu corpo está sobre milhares de flores de lótus brancas, que o envolvem com seu perfume. Mergulhe nessas flores e respire mais 14 vezes, calma e regularmente.

Levante-se com toda a calma.
6. Beba 250ml de água corrente ou mineral num copo bem bonito para purificar o corpo.

Beba 7 copos de água por dia.

Símbolo para concentração

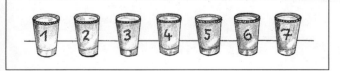

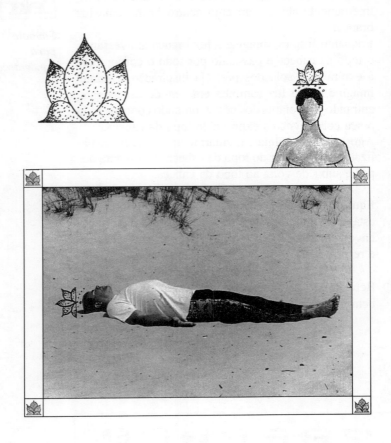

Exercício para substituir o da 3ª flor de lótus

Para os que têm de poupar os joelhos e as articulações dos quadris.

1. Deite-se de costas.
2. Coloque as mãos nos lados das coxas.
3. Junte os tornozelos de forma que se toquem.
4. Levante a cabeça ao mesmo tempo que levanta as pernas esticadas.
5. Respire calma e regularmente 7 vezes, concentrando-se no triângulo ▼ (plexo umbilical).
   Abaixe lentamente as pernas e a cabeça.
   Descanse um pouco.
6. Deite-se relaxadamente de costas. Os braços devem ficar descontraídos ao lado do corpo, com as palmas das mãos voltadas para cima.
7. Descontraia conscientemente o plexo umbilical enquanto respira 14 vezes calma e regularmente, sentindo o calor agradável que se espalha pelo plexo umbilical.
   Levante-se bem devagar.
8. Beba 250ml de água corrente ou mineral num copo bem bonito para purificar o corpo.
   Beba 7 copos de água por dia.

Símbolo para concentração

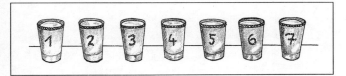

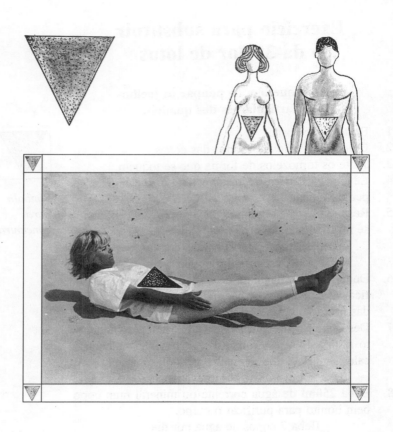

Precauções que todos devem tomar quanto à saúde

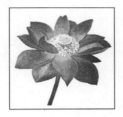

Nesta época em que o excesso de tensão de todos os tipos — seja de natureza psíquica, seja de natureza física — representa uma das doenças mais difundidas no assim chamado "mundo ocidental", a yoga, mais do que nunca, desperta o interesse dos médicos que se dedicam à medicina preventiva.

A yoga é o ensinamento e o modo de vida que o ser humano, enquanto personalidade integral, pode desenvolver no nível mais elevado. Nela se fundem o controle do corpo, a meditação e a formação da alma, compondo um sistema harmônico que leva em consideração todos os aspectos da personalidade.

O desenvolvimento dos seres humanos por meio da yoga

Por esse motivo, a yoga é apropriada para todas as pessoas.

Os efeitos positivos da yoga sobre os seres humanos podem ser justificados de várias maneiras. Esses efeitos vão desde os efeitos positivos dos exercícios físicos, facilmente comprováveis, passando pelo desenvolvimento do sistema imunológico e chegando ao controle da respiração, à influência sobre os órgãos e sistemas de órgãos, e até a compreensão psíquica do "eu" e a um novo conhecimento do mundo.

Os médicos conhecem muito bem alguns elementos tirados dos métodos yogues de tratamento para cura e prevenção. Pensemos na influência que os sistemas orgânicos autônomos sofrem através dos exercícios de concentração, no contexto do treinamento autógeno; ou pensemos na influência que sofre o sistema nervoso central, e tudo o que depende do "treinamento da mente".

No entanto, a yoga é mais do que uma simples compensação do sistema nervoso vegetativo com seus elementos simpáticos e parassimpáticos, e mais do que a perfeita harmonização do controle do sistema nervoso central. A yoga é um sistema milenar organizado a partir da experiência de muitas pessoas de destaque, um sistema de exercícios mentais e físicos cujo objetivo, em última análise, é obter a mais perfeita união do espírito e do corpo. É justamente essa visão integral do ser humano que chama a atenção sobretudo da medicina preventiva.

A união perfeita do espírito e do corpo

Como médico, sempre torno a observar os grandes problemas que advêm da estrita separação do mundo do trabalho e da esfera privada da vida. Visto que a atribuição exclusiva das perturbações da sensibilidade do ser humano às influências nocivas de uma ou de outra esfera deu mostras de ser um procedimento irracional, a medicina preventiva começou há alguns anos a observar o homem como um todo. Enquanto isso, essa tendência de pensamento tornou-se conhecida como "medicina do estilo de vida".

A medicina do estilo de vida

Considero a expressão "medicina do estilo de vida" adequada para definir quais sejam as metas de uma medicina preventiva e da yoga levadas a sério. Ambas consideram o ser humano como um todo em sua formação física e espiritual.

Hoje sabemos com certeza, graças a numerosos estudos, o quanto é importante uma postura pessoal essencialmente positiva para o sucesso dos vários métodos de tratamento da assim chamada medicina acadêmica.

Essa atitude positiva via de regra não é uma dádiva da Providência nem do céu, mas tem de ser aprendida e adquirida à custa de muito trabalho. A yoga pode contribuir valiosamente para esse aprendizado; por meio da meditação e da análise pessoal, podemos aprender a liberar energias que muitas vezes são inúteis, e a controlar melhor as que nos ajudam a dominar as exigências da vida.

Um exemplo maravilhoso desse fato é a história de vida da própria Susi Rieth, que, com a idade de 17 anos, entrou pela primeira vez em contato com a yoga depois de sofrer um grave acidente; por meio da yoga, ela pôde recuperar sua capacidade motora.

Um argumento essencial em defesa da yoga, na visão dos médicos que usam a medicina preventiva, é o fato de que a pessoa pode aprender a disciplinar a si mesma e ao corpo. A regularidade dos exercícios estimula a mudança do estilo de vida no sentido da regularidade. Certamente, o mais importante é aprender a relaxar profundamente, o que muitas pessoas na nossa moderna civilização já esqueceram.

Disciplina a si mesmo e ao corpo

Este livro foi elaborado para que os exercícios das 7 flores de lótus sejam facilmente executados e para que qualquer pessoa saudável possa praticá-los sem pensar duas vezes. No caso de distúrbios da saúde, recomendamos que a pessoa fale com o médico antes de começar os exercícios. Cada exercício treina uma nova parcela do sistema locomotor e imunológico e também estimula, cada vez que é praticado, o próprio centro psicovegetativo.

Os exercícios das 7 flores de lótus como prevenção contra o envelhecimento precoce

Os exercícios das 7 flores de lótus e suas variantes para a prevenção do desgaste psíquico e físico prematuro colaboram para alongar os ligamentos e tendões, mobilizar as articulações — inclusive aquelas que não são muito usadas pela pessoa —, estimular a circulação, melhorar a respiração e ativar o espírito e a alma. Em atuação harmônica conjunta, esses componentes isolados conseguem elevar a capacidade de desempenho do organismo como um todo e aumentar suas forças de defesa.

Além de muitos outros caminhos da medicina preventiva e do estilo de vida, também nos exercícios das 7 flores de lótus vejo uma forma muito eficaz de tratamento preventivo pessoal, principalmente quando são feitos sob a orientação de um especialista.

Dr. Gert Korisek
Especialista em cirurgia de acidentados
e em ortopedia

Recomendações em caso de doença

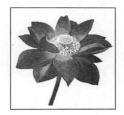

Recomendações em caso
de doença

Os exercícios das 7 flores de lótus foram escolhidos criteriosamente para o homem e para a mulher. Há milhares de anos já se tinha conhecimento de que os mecanismos de defesa e de locomoção de homens e mulheres podem ser afetados de forma diferente.

No caso de problemas sérios, contudo, os exercícios de ambas as seqüências de movimento também ajudam, visto que ativam diversos tipos de energia. Nesses casos excepcionais, não é necessário seguir à risca a determinação para o homem e para a mulher.

O exercício da flor de lótus feito para colaborar na cura de uma determinada doença deve ser executado com concentração profunda e com vistas ao problema que a pessoa tiver no momento, ou seja, deve-se respirar visualizando o ar se concentrando na região do corpo que apresenta dor, até que a pessoa tenha nessa região certa sensação de calor (ver a respiração completa à p. 12ss).

Acne — Exercício da 5ª flor de lótus para a mulher, p. 69

Articulação coxofemoral — Exercício da 2ª flor de lótus para o homem, p. 89 (fazer o exercício de 7 a 14 vezes seguidas).

Artrite — Exercício da 1ª flor de lótus para a mulher, p. 53.

Bronquite — Exercício da 4ª flor de lótus para a mulher, p. 65.

Cansaço — Exercício da 3ª flor de lótus para a mulher, p. 61.

Ciática — Exercício da 2ª flor de lótus para o homem, p. 89.

Circulação sangüínea — Exercício da 3ª flor de lótus para a mulher, p. 61.

Depressão — Exercício da 7ª flor de lótus para a mulher e para o homem, pp. 77, 109.

Descontração — Exercício da 7ª flor de lótus para o homem, p. 109.

Dispnéia — Exercício da 4ª flor de lótus para a mulher e o homem, pp. 65, 97.

Distúrbios da potência sexual — Exercício da 1ª flor de lótus para o homem, p. 85.

Distúrbios da pele — Exercício da 5ª flor de lótus para a mulher, p. 69.

Distúrbios do sono — Exercício da 7ª flor de lótus para o homem, p. 109.

Doenças da pele — Exercício da 5ª flor de lótus para a mulher, p. 69.

Dores de cabeça — Exercício da 6ª flor de lótus para o homem, p. 105 (ficar nessa posição durante dez minutos).

Dores nas costas — Exercício da 2ª flor de lótus para o homem, p. 89 (fazer 14 vezes).

Estados de medo — Exercício da 7ª flor de lótus para a mulher e para o homem, pp. 77, 109.

Estimulante da irrigação sangüínea — Exercício da 3ª flor de lótus para a mulher, p. 61.

Fígado — Exercício da 3ª flor de lótus para o homem, p. 93.

Hérnia de disco — Exercício da 2ª flor de lótus para o homem, p. 89 (executá-lo com cuidado).

Males do baixo-ventre — Exercício da 1ª flor de lótus para a mulher e para o homem, pp. 53, 85.

Melhoria da postura — Exercício da 2ª flor de lótus para o homem, p. 89 (fazer de 7 a 14 vezes seguidas).

Nervosismo — Exercícios da 7ª flor de lótus para a mulher, p. 77.

Obesidade — Diariamente, todos os exercícios das 7 flores de lótus (especificamente para mulher ou homem).

Osteoporose — Exercício da 2ª flor de lótus para o homem, p. 89.

Para fortalecer o coração — Exercício da 4ª flor de lótus para o homem p. 97.

Para fortalecer o útero — Exercício da 1ª flor de lótus para a mulher p. 53.

Para fortalecer os olhos — Exercício da 5ª flor de lótus para o homem e a mulher, pp. 69, 101.

Para irrigação sangüínea do cérebro — Exercício da 5ª flor de lótus para o homem, p. 103.

Para limpar os intestinos — Exercícios da 1ª flor de lótus para a mulher, p. 53.

Perturbações digestivas — Exercício da 1ª e da 2ª flor de lótus para a mulher, pp. 53, 57.

Pressão arterial (alta) — Exercício da 7ª flor de lótus para o homem, p. 109.

Pulmão — Exercício da 4ª flor de lótus para a mulher, p. 65.

Rins — Exercício da 3ª flor de lótus para o homem, p. 93.

Sistema imunológico — Exercício da 4ª flor de lótus para a mulher, p. 65.

Tensões na nuca — Exercício da 2ª flor de lótus para o homem, p. 89.

Vértebra cervical — Exercício da 6ª flor de lótus para a mulher (contrações), p. 73.

Respiração e Espiritualidade
REBIRTHING
Uma Técnica de Cura

Gunnel Minett

Rebirthing — literalmente, *Renascendo*, técnica de cura que constitui o tema deste livro — é um modo suave, delicado mas eficaz de recuperar a plena capacidade de respirar, libertando assim a energia interior natural da cura.

Ao fazer uma descrição completa desse método e mostrando de que modo ele afeta a mente e o corpo, tanto do ponto de vista da medicina ocidental como do ponto de vista do pensamento tradicional do Oriente, o autor explica em seus diversos capítulos como o **Rebirthing** reverte as tendências negativas mentais e físicas, restabelecendo os padrões naturais e descontraídos de um ato vital como a respiração.

O autor discorre também sobre os aspectos espirituais da respiração, pois há séculos o controle consciente do ato de respirar é considerado o melhor método de entrar em contato com o Eu Superior e atingir uma compreensão mais ampla e mais espiritual do papel do homem no Universo.

Com base em experiências pessoais, em estudos comparados da medicina, da psicologia, da física moderna e das filosofias orientais tradicionais, este livro é uma ajuda inestimável para profissionais e leigos interessados no assunto.

Gunnel Minett, cujo treinamento foi feito diretamente com Leonard Orr, criador dessa técnica, é membro da British Rebirth Society desde 1979.

EDITORA PENSAMENTO

A ENERGIA DAS MÃOS
Equilíbrio espiritual e desenvolvimento mental através da energia das mãos

Matthias Mala

Duas afirmações principais constituem a contribuição deste livro e o destacam entre todos os que versam sobre equilíbrio espiritual e desenvolvimento mental. A primeira é a de que, com a sensibilidade da ponta dos dedos, é possível descobrir a condição da alma, pois pelas mãos flui uma torrente de energia que pode nos colocar em contato com um conhecimento esotérico há muito esquecido. A segunda é a de que, para obter as chaves das forças anímicas e mentais, podemos nos valer não só da quiromancia, ou arte de ler as mãos, mas também de torrentes de energia perfeitamente perceptíveis pelos que se inteirarem das técnicas descobertas pelo autor de *A Energia das Mãos*.

Matthias Mala, autor de outro livro, sob muitos aspectos, inovador – *A Leitura Esotérica das Mãos*, também publicado pela Editora Pensamento –, comprovou através de uma série de experiências realizadas no Instituto de Fotografia de Alta Freqüência de Unterschleissheim, perto de Munique, que a existência da força, da irradiação e da magia das mãos não é uma sugestão ou criação sua, e muito menos um fenômeno subjetivo, mas uma realidade que pode ser constatada e usada por qualquer pessoa.

O autor também fala sobre o antiqüíssimo mistério tântrico dos Mudras – gestos ritualísticos que podem ser executados com nova força espiritual se nos valermos da energia de que fala este livro.

EDITORA PENSAMENTO

Outras obras de interesse:

BENEFÍCIOS TERAPÊUTICOS DA ACUPRESSURA
F. M. Houston

EXERCÍCIOS CHINESES PARA A SAÚDE
Dr. Cho Ta Hung

EXERCÍCIOS PRÁTICOS E EFICAZES PARA CURAR A DOR NAS COSTAS
Dra. Mary Rintoul e Bernard West

DIFERENTES FORMAS DE CURA
Betty F. Balcombe

CURA ESPIRITUAL - Casos Extraordinários de Recuperação da Saúde
Malcolm S. Southwood

CURANDO COM AMOR - Um programa médico inovador para a cura do corpo e da mente
Leonard Laskow

A DOENÇA COMO CAMINHO
Thorwald Dethlefsen e Rüdiger Dahlke

KOLAIMNI - A Cura pela Luz
Mechi

MANUAL DE REFLEXOLOGIA E CROMOTERAPIA
Pauline Wills

PLANTAS QUE AJUDAM O HOMEM
Dr. José Caribé e Dr. José Maria Campos (Clemente)

RECEITUÁRIO DOS MELHORES REMÉDIOS CASEIROS
Francisco V. Lorenz

UM GUIA ENERGÉTICO PARA OS CHAKRAS E AS CORES
Ambika Wauters

TERAPIA DA POLARIDADE - A Energia que Cura
Alan Siegel e Philip Y.

T'AI CHI CH'UAN PARA A SAÚDE
Martin e Emily Lee - Joan Johnstone

SHIATSU - Um Guia Completo
Chris Jarmey e Gabriel Mojay

Peça catálogo gratuito à
EDITORA PENSAMENTO
Rua Dr. Mário Vicente, 374 - Fone: 272-1399
04270-000 - São Paulo, SP